Dr X. DELORE

EX-PROFESSEUR D'ACCOUCHEMENTS

Descendons-nous du Singe?

(LU A L'ACADÉMIE DE LYON)

LYON

LIBRAIRIE ET IMPRIMERIE E. VITTE

18, rue de la Quarantaine, 18

1900

Dr X. DELORE

EX-PROFESSEUR D'ACCOUCHEMENTS

Descendons-nous du Singe ?

(LU A L'ACADÉMIE DE LYON)

LYON

LIBRAIRIE ET IMPRIMERIE E. VITTE

18, rue de la Quarantaine, 18

—

1900

Publication de l'*Echo Médical* de Lyon.

Descendons-nous du Singe ?

Par X. DELORE

EX-PROFESSEUR D'ACCOUCHEMENTS, CORRESPONDANT DE L'ACADÉMIE DE MÉDECINE

(Lu à l'Académie de Lyon.)

Affirmer avec une extrême réserve, est la marque du vrai savant. Comment donc caractériser la science contemporaine, qui cédant à l'engouement de théories hasardées, ne craint pas de trancher sans la moindre hésitation la grave question de l'origine des êtres vivants, devant laquelle les grands penseurs de toutes les époques sont toujours restés en suspens. Assurément la *géologie* et surtout la *paléontologie*, nous ont révélé, au cours du siècle dernier, une série de faits mystérieux, qui ne pouvaient être soupçonnés par les générations précédentes ; mais que d'hypothèses encore ! Pour une doctrine qui a la prétention avérée, de nous apprendre d'où nous venons, et quelle est notre destinée future, est-ce une base suffisamment sérieuse que de s'appuyer sur des documents vieux de quelques millions de siècles, et dont l'interprétation est fort problématique ? Quant au *Transformisme* de Darwin, il fournit incontestablement des observations fort intéressantes par leur nouveauté ; mais les jeunes naturalistes qui ont été séduits par elles, leur ont attribué une portée qu'elles ne pouvaient avoir et leur thèse audacieuse, s'expose au jugement sévère de la postérité.

Soutenir en effet que l'homme procède des animaux et qu'il en diffère seulement par une évolution organique un peu plus perfectionnée dénote une confiance par trop robuste dans les données encore indécises de nos connaissances actuelles.

Parmi les dispositifs anatomiques, qui sont à la base de toute classification rationnelle de l'homme et des animaux supérieurs, nous devons placer en première ligne, ceux qui sont indiqués par la *charpente osseuse;* qu'ils proviennent des temps paléontogiques, ou de l'ère moderne, ils nous fournissent d'utiles enseignements sur l'organisation de deux systèmes de haute importance, le système *digestif* et le système *cérébral.*

Loin de moi la pensée de vouloir rabaisser la place considérable du premier. Les maxillaires, munis de leurs dents, nous renseignent fort bien sur les conditions d'existence de l'individu et sont par conséquent de précieux indices pour une bonne classification zoologique. Toutefois je ferai remarquer que les fonctions digestives sont analogues chez l'homme et tous les animaux supérieurs et par conséquent elles ne peuvent nous offrir des traits *distinctifs* ayant une valeur comparable à ceux qui correspondent aux fonctions cérébrales, grâce auxquelles nous possédons, sur le règne animal, une incontestable suprématie. C'est là le véritable nœud de la question ; nul ne conteste l'uniformité de plan qui préside, depuis l'origine des temps, à l'organisation de la structure de tous les êtres de la série animale ; les arguments de similitudes tirés des *organes rudimentaires* sont donc dénués de portée.

On a constaté il est vrai, chez le singe Anthropomorphe la même dentition que chez l'homme, mais ce n'est pas dans le squelette de *l'appareil digestif* qu'il faut chercher les signes nettement caractéristiques de notre race, c'est dans celui de *l'appareil cérébral*, ou de ses accessoires ; c'est lui en effet qui nous élève à notre véritable place dans la nature ; aussi les savants ont été unanimes à diriger leurs recherches du côté du cerveau et de son enveloppe osseuse. Il est actuellement prouvé que la capacité cérébrale du singe anthropomorphe ne dépasse jamais 500 centimètres cubes, tandis qu'elle n'est pas inférieure à 1200, même chez les hommes placés au plus bas degré de l'échelle sociale. C'est donc une différence des deux tiers accusée par un élément anatomique de premier ordre. Toutefois le squelette humain offre encore d'autres caractères spéciaux, qui me paraissent avoir été trop laissés dans

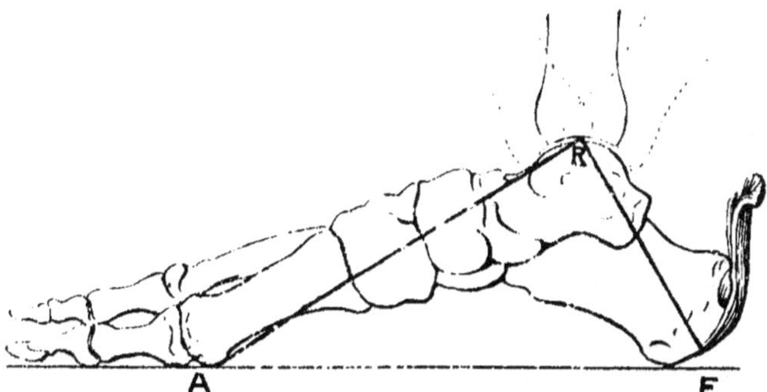

Fig. 1. — *Levier rectigrade*. A, appui des métatarsiens sur le sol. R, résistance dans l'interstice tibio-tarsien. F, force appliquée à l'insertion du tendon d'Achille.

Nota. — A R et F R, se rencontrent à angle droit ; cette disposition spéciale à l'homme, est la véritable cause de la puissance du levier de la marche.

l'ombre, car ils ont une valeur du même genre et sont pour ainsi dire des annexes des fonctions intellectuelles. J'insisterai seulement sur l'existence de la *voûte plantaire* qu'on trouve dans toutes les races humaines, qui ne se rencontre chez aucun animal, et qui est indispensable à l'attitude *orthostatique*, apanage exclusif de l'homme. La disposition en arcade est intimement liée à la fonction, et cela est une preuve significative de son importance.

L'homme pour accomplir ses destinées et l'exercice de ses facultés intellectuelles a besoin de l'attitude verticale; on se le représente difficilement marchant comme les bêtes et occupant néanmoins dignement sa place dans le monde civilisé. Toutefois l'idée de la parenté animale hante depuis plus d'un demi-siècle l'imagination de certains savants : un de mes anciens maîtres, Gerdy, professeur distingué de la faculté de Paris et auteur d'un bon traité d'anatomie artistique, soutenait que l'homme primitif était quadrupède. Une commission académique fut nommée pour apprécier la question. Dans le salon du président, Gerdy se dépouilla de ses vêtements, se mit à quatre pattes et défia ses juges de l'atteindre. On dit que ses gambades étaient si prodigieuses que personne ne voulut tenter l'aventure !

La grande question de l'origine de l'homme a toujours captivé vivement les méditations des philosophes et des naturalistes, mais elle est surtout à l'ordre du jour depuis que Lamark a étudié les lois de l'évolution animale et Darwin celles de la sélection. Il était réservé à Haeckel de grouper les faits mis en lumière par ces deux naturalistes, d'en extraire les conclusions les plus extrêmes et de proclamer dans toute son étendue la doctrine du *transformisme* dont il est devenu l'enthousiaste coryphée.

Par ses éminentes qualités, Haeckel était bien l'homme qu'il fallait pour diffuser les idées de Lamark et de Darwin. Doué d'une imagination vive, d'un talent artistique merveilleux; ayant les dons heureux de la

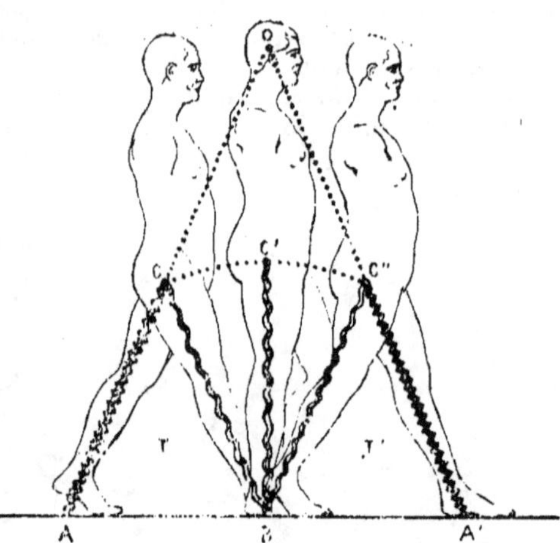

Fig. 2. — *L'homme qui marche.* — *T T'*, triangles isocèles de la marche et du pas. *A, B, A'*, sol qui est la base, attitudes diverses des pieds. *A C*, membre inférieur gauche, au commencement du pas. *C" A' id.* à la fin du pas. *B C, C', C"*, positions diverses du membre droit. *C, C', C"*, cavité cotyloïde pendant le pas. *O*, centre fictif d'oscillation du pendule de la marche.

séduction, de la chaleur et de l'entraînement; possesseur d'une vaste érudition; auteur de travaux zoologiques appréciés, mieux que tout autre il était à même de donner un grand relief aux idées modernes, surtout en les étayant sur les données nouvelles de la *paléontologie* dont les fossiles, comme des médailles commémoratives, retracent l'histoire du passé ; aussi son ouvrage de *la création des êtres organisés*, eut-il un grand succès.

L'habileté d'Haeckel est prodigieuse ; il adapte à sa thèse les découvertes modernes avec une aisance surprenante, mais si un ordre de faits est contradictoire il le passe sous silence. Par contre il a le *verbe* affirmatif du jeune professeur qui parle à des élèves de première année ; il tranche carrément toutes les questions ; il invente des espèces nouvelles pour corroborer sa doctrine et des faits absolument faux deviennent des certitudes sous sa parole ardente et passionnée ; on peut dire que son livre est le *roman de la nature.*

En écrivant son œuvre retentissante l'auteur semble animé de la foi profonde du vrai savant, mais il est facile de remarquer que son talent réel, est allié à une grande souplesse, trop grande peut-être, pour un homme si convaincu. Vis-à-vis de ses adversaires même ·noffensifs,il a du fiel et la dent dure. Ainsi son but avéré est de saper les fondements de la *Genèse*, et dès lors il s'attaque aux grandes autorités qui en sont les gardiens naturels. A chaque instant dans ses écrits, au moment le plus inattendu, on le voit se répandre en invectives violentes contre le pape dont il n'a rien à redouter ; il n'y a pas jusqu'à ce pauvre Calvisius qu'il ne fustige de loin en loin ; quant à Luther, il est diplomatiquement passé sous silence. Il pousse à l'extrême les idées de libéralisme, d'indépendance, d'intransigeance même, mais au martyre exclusivement, de sorte que vis-à-vis du prince de Saxe-Weimar, dont il est le sujet très respectueux, nul ne manie la flatterie avec plus de dextérité.

Son œuvre, qui assurément est considérable, me paraît entachée dès son origine par *l'idée sectaire* qui la domine tout entière et cela en infirme gravement les conclusions scientifiques.

Ceci dit, pour expliquer la vivacité et la crudité de mes critiques, voyons comment Hæckel conçoit l'évolution des organismes :

« Dans une grande prairie dont l'herbe est presque desséchée, s'élèvent deux arbres immenses dont les nombreuses branches sont les unes mortes, les autres luxuriantes de végétation et pleines de vie. Le sol représente le protoplasma, et le gazon desséché les protistes éteints. Un des arbres est l'image du règne végétal et l'autre du règne animal. Les rameaux morts sont les êtres disparus, et les vivants, les êtres actuels. »

« L'homme, avant de parvenir à son organisation perfectionnée, a eu vingt et un ancêtres qui sont figurés par les divisions de l'arbre généalogique. Il a commencé par la *monère*, c'est le *tronc*, d'où procèdent d'abord les organismes monocellulaires, comme les ascidies, l'amphioxus, etc. Ceci passait dans l'âge primordial ou période laurentienne. Viennent ensuite dans l'âge primaire les rameaux des poissons ; puis dans l'âge secondaire les amphibies et les reptiles ; les mammifères font leur apparition dans l'âge tertiaire, et enfin dans l'âge quartenaire nous trouvons au sommet de

la création le bourgeon terminal, *l'homme*, précédé par les mar-
supiaux et les singes qui sont ses précurseurs immédiats. »

Tel est notre arbre généalogique.

Voici, avec quelle désinvolture, Hæckel procède pour classifier
l'homme et déterminer son espèce :

« Supposons un naturaliste, en voyage d'exploration. Parti de
la lune et muni d'un grand tonneau plein d'alcool, il arrive sur la
terre. Là il recueille divers spécimens d'animaux et parmi eux
une collection de bipèdes inconnus qui lui paraissent fort curieux.
Le tout est soigneusement déposé dans le tonneau. De retour dans
son cabinet, il se met en mesure de faire une classification naturelle, et sans idées préconçues, des objets de sa récolte terrestre.
Il débute par le *bipède*. S'appuyant sur l'*ontogénie*, il reconnaît
qu'il appartient à la *tribu* des vertébrés; qu'il dépend du *groupe*
des *mammifères*, du *sous-ordre* des *placentaliens*, de la *section*
des *déciduates*, et enfin de la *légion* des *disco-placentaliens*.

Cette série d'observations le conduit directement à la famille des
singes lémuriens. »

Voilà bien le procédé d'Hæckel saisi sur le vif. La conclusion
avait pour lui un attrait tellement irrésistible, qu'il a modelé les
faits en harmonie avec les besoins de sa cause. Il n'y a qu'un
inconvénient, dit Broca, c'est que les singes lémuriens n'ont point
de *caduque* et que leur placenta est *diffus*. Milne Edwards avait déjà
fait la même remarque.

Toutes les preuves qu'il donne de notre descendance pithécoïde
sont de cette forte logique.

Voici maintenant un aperçu de la manière dont s'est opérée la
création :

La *monère* est née *spontanèment* sous l'effort des forces physico-
chimiques qui par leur concentration ont *créé* le mouvement et la
vie. Cette *génération spontanée* n'a eu lieu qu'une *seule fois!* Il
est vrai qu'il y a si longtemps de cela ; et puis, les conditions
d'activité avaient toute l'énergie fécondante de la jeunesse ! Mais
depuis ce début mémorable, les forces de la nature ont vieilli et
devenues incapables de créer un être vivant, elles se sont employées
à l'évolution et au transformisme des organismes existants. Ce
second mode d'action a pris fin, au moment où les types divers,
suffisamment perfectionnés, sont devenus fixes et immobiles grâce
à l'hérédité et à des conditions de vie uniformes.

Partant de ces données hypothétiques, Haeckel aborde les questions métaphysiques ; il raille plaisamment les hommes croyants en
ces termes : « Cueillir les fruits bienfaisants de l'arbre du savoir,
voilà la tâche de la science ; il lui importe peu que ses conquêtes
préjudicient ou non aux fantaisies de la foi. » Mais qu'on n'aille pas
croire que la conception de la descendance Simienne ravale la
dignité humaine ; quand on connaît son origine on acquiert la
force morale, et l'homme alors grandi par l'élévation de ses sentiments, ne rougit plus d'avoir eu des *parents pauvres*.

Toutes ces belles paroles n'ont pas été du goût de tout le monde ;

Haeckel a provoqué l'indignation des deux plus grands génies de l'Allemagne contemporaine, Bismarck et Virchow, qui lui ont déclaré une guerre impitoyable, l'un dans la politique, l'autre dans la science. A Berlin on n'avait pas la tolérance de Rome. Dès ce moment Haeckel a été singulièrement intimidé; il a quêté partout l'appui des hautes illustrations de son pays, en mettant ses idées sous le patronage de Goëthe, de Strauss, de Schelesinger et de Viscilenus; il a même cherché une égide protectrice, en se couvrant de l'ombre sinistre de Giordano Bruno ! Bien mieux; épouvanté d'être taxé d'impiété et d'athéisme, il s'est réfugié dans une religion nouvelle et il a fondé le *Monisme* qui va illuminer le vingtième siècle, en dissipant les ténèbres profondes, que les classes dirigeantes font peser sur le monde.

Voici les dogmes qu'il a promulgués : « Le vrai *moniste* reconnaît l'*esprit de Dieu en toutes choses*. Chaque atome est pourvu d'âme. Dieu doit être défini la somme de toutes les forces atomiques et de toutes les vibrations de l'éther. Il y a *unité de Dieu et du monde ;* de *l'esprit et de la nature*. C'est donc à tort qu'on reproche au *Monisme* d'être *athée*. »

« La pénétration du *vrai* donnera un nouvel essor aux *sentiments esthétiques de poésie* et de *conception du beau*. »

« Le beau, le vrai et le bien voilà les trois divinités sublimes devant lesquelles nous ployons directement les genoux. C'est à cette *trinité* nouvelle que nous dresserons des autels. »

« Les adeptes de cette religion devront faire profession de foi. L'article fondamental, qui est la base essentielle, c'est que le *singe* est leur ancêtre immédiat, car la plus grande loi inductive qui est au sommet de la biologie, c'est la théorie Simienne ou descendance pithécoïde de l'homme, dont les points d'appui sont l'anatomie comparée, l'ontogénie et la phylogénie. L'esprit et le corps ne peuvent pas plus être séparés que les forces et la matière. L'âme humaine s'est perfectionnée avec le temps et aujourd'hui nous assistons au magnifique épanouissement de l'âme des vertébrés, qui a remporté une éclatante victoire sur tous ses ancêtres animaux. Nous sommes fiers de les avoir si prodigieusement surpassés et nous avons l'espoir de nous perfectionner davantage. Grâce au *Monisme* à mesure *qu'il se connaîtra mieux*, l'homme entrera dans une ère *évolutive* pleine de noblesse, qui sera une source précieuse de fécondité et de *vertus*. »

Nous ferons aux théories d'Haeckel les objections suivantes :

— Il y a des *lois* qui régissent la matière inerte et les corps organisés; or, il est impossible à l'esprit humain de ne pas admettre un *législateur*. La *fonction* crée l'*organe*, disent les Darwinistes; mais d'où vient la fonction ? Il y a là un cercle vicieux; Haeckel ne nous indique pas le moyen d'en sortir. Une cellule ovarienne, en voie d'évolution, est identique dans toute une série animale ; quel est donc le principe puissant qui a ordonné et réglé les *vibrations de l'éther*, dont elle est pénétrée, pour qu'au moment de l'éclosion on constate la naissance d'un homme, d'un chien ou d'un âne !

Un bel édifice exige un *architecte ;* nul argutieux sophisme ne pourra ébranler cette idée fondamentale de notre raison.

— La première *monère*, dit Haeckel, s'est formée par génération spontanée. Cette assertion était excusable chez saint Thomas ; elle ne l'est pas chez le professeur d'Iéna. La génération spontanée n'existe pas, d'après les données de la science moderne. C'est à Pasteur que nous devons la démonstration irrécusable de cet axiome, qui doit être gravé au seuil de tout laboratoire scientifique. Haeckel garde sur cette question un silence prudent et se lance hardiment dans les hypothèses suivantes : « *Peut-être* y a-t-il encore aujourd'hui, une *monère*, c'est-à-dire un protozoaire, qui continue à naître par génération spontanée ; c'est sans doute l'étrange Bathybius Haeckelii, découvert par Huxley en 1868, à une profondeur de 24.000 pieds, dans la mer dont il tapisse le fond en masses énormes ! »

C'est là encore un trait de la façon de raisonner de notre naturaliste. Cette découverte sensationnelle fut accueillie avec enthousiasme par les transformistes et on se hâta d'affirmer que les profondeurs des océans abritaient le *Protobathybius*, principe originel de tous les êtres organisés. Or, il advint ceci : en 1873 au congrès de l'association britannique, Huxley, l'heureux inventeur du Bathybius, d'un ton tragi-comique, au milieu de l'hilarité générale, vint annoncer la fin de sa trouvaille. Son bathybius était mort depuis longtemps ! Il avait, en effet, commis une erreur ; elle provenait, ainsi que le démontra Milne-Edwards en 1882, des mucosités que laissent échapper les éponges quand elles sont froissées, mucosités qui se coagulent dans l'alcool.

Pour conclure aussi hâtivement, il fallait que l'illustre professeur fut hypnotisé par la *monère ;* pour un fondateur de religion, c'est grave, pour un homme ordinaire, c'est compréhensible. En effet, Haeckel a tellement concentré son attention sur les *Protozoaires* ; il leur a consacré un temps si énorme ; il a poussé si loin leur étude avec succès ; il a fait surtout de si belles planches, où il a dessiné et colorié avec art toutes les variétés de *méduses*, qu'il a subi un éblouissement, qu'à l'instar de Pygmalion il s'est épris du sujet de ses longues méditations et qu'il l'a placé à la base de son arbre généalogique et de sa conception religieuse du *Monisme*. Si Haeckel est un homme convaincu, c'est un *mystique*.

Dans notre profession médicale, les facultés intellectuelles chez les confrères *spécialistes* les mieux doués, nous donnent souvent le spectacle curieux de défaillances semblables ; ainsi un syphiligraphe bien connu prétendait trouver dans tous les états morbides la marque de l'affection qui faisait l'objet de ses études de prédilection !

— *La fixité des espèces* est une des grandes lois de l'histoire naturelle. Les Darwinistes ont fait d'énormes efforts pour ébranler cette vérité. Grâce à des procédés habiles de sélection, Darwin a obtenu une foule de *pigeons* dissemblables, mais *tous* étaient des pigeons *quand même !*

Hélas ! rien ne se transforme aujourd'hui : la puissance évolutionniste de l'éther en vibration est épuisée par le temps et dès lors il devient impossible de donner la preuve positive des transformations qu'on rêve à l'origine des espèces.

J'ai insisté, il y a longtemps, sur un fait déjà connu, c'est la fixité des espèces chez les microbes eux-mêmes, malgré les modifications des milieux dans lesquels on les place. Des recherches très concluantes à cet égard, sont dues à Pasteur ; elles démontrent que leurs transformations sont toujours transitoires.

Dès que la sélection humaine cesse d'intervenir le type des animaux soumis à l'expérience, reparaît invinciblement ; du reste les modifications ne se sont opérées avec succès que sur des variétés et il faut admettre avec Cuvier et d'Orbigny la fixité des grandes espèces typiques, comme les bœufs, les chevaux, les porcs, les moutons, les chiens, les chats, etc. La famille humaine est *monogénique*. Le moyen de s'en convaincre c'est de placer par gradation, des sujets de toutes les races, à côté des uns des autres; on verra que du Caucasique au Papou, il y a des nuances et pas d'*Hiatus !* On constatera également que tous les métis humains sont féconds ; c'est là un caractère important qui trace un sillon profond de séparation avec les animaux.

La *paléontologie* ne donne aucun argument concluant en faveur du tranformisme ; elle n'a jamais fourni la preuve que les espèces zoologiques distinctes aujourd'hui étaient fondues autrefois, et aussi loin que remontent les observations faites sur les vertébrés, elle n'a jamais fait découvrir une seule différence organique importante entre les races anciennes et celles actuellement vivantes. En suivant, disent les Darwinistes, la série paléontologique, on conçoit l'idée d'une perfection toujours plus grande et que la somme d'instincts des animaux a été sans cesse en croissant. Cette opinion est très problématique, car les mammifères de l'âge *Miocène*, les *Trilobites*, par exemple, sont supérieurs, comme taille, comme force et comme organisation à ceux qui leur ont succédé.

— La *géologie* nous enseigne que l'homme *tertiaire* n'a jamais existé. L'*anthropopithecus Bourgeoisii* est tout à fait invraisemblable.

Cet ancêtre primitif, Haeckel ne l'a jamais vu, mais il n'est pas embarrassé pour en donner la description où je relève ce détail intéressant : il marche dans l'attitude *demi-accroupie* du Gorille ; or par un contraste frappant le *nègre*, qui a l'habitude de marcher pieds nus, possède une *noble prestance*, bien supérieure à celle des hommes civilisés.

L'homme le plus ancien, dont on peut contempler les restes fossiles au musée du Puy, est celui de la Denise. On doit, je crois, placer son existence, à la fin de l'époque *Pliocène*, immédiatement avant la période glaciaire de l'âge *quaternaire*.

À ce moment les volcans de l'Auvergne étaient en pleine activité, et il n'est pas étonnant que des débris de paléontologie humaine, soient englobés dans le tuf volcanique.

Des fossiles animaux contribuent à assigner une date, car ils ont été trouvés dans le même terrain. Ils proviennent les uns de l'*elephas meridionalis*, les autres du *mastodon brevirostris;* tous deux précédant immédiatement la période *Glaciaire*.

J'ai examiné avec soin ces restes antiques ; leurs formes et leurs dimensions sont semblables à celles de notre squelette actuel.

L'homme de la *Denise* vivait, sans doute, dans l'*âge* de *pierre*.

A cette époque le squelette ne différait pas du nôtre, mais l'homme était peu civilisé. On en a fait un argument pour insinuer que le progrès humain a exigé de longs siècles avant de parvenir aux brillantes civilisations des asiatiques et des Egyptiens qui datent des temps les plus reculés de notre histoire. A cela on peut faire la réponse suivante : Parce que certains hommes ne connaissaient pas le fer, faut-il en conclure qu'il en était de même chez tous les peuples de la terre? L'histoire du monde est en opposition formelle avec cette opinion ; ainsi les livres bibliques nous apprennent que Tubalcaïn, petit-fils de Caïn, maniait habilement le fer, tandis qu'aujourd'hui encore on rencontre des peuplades qui munissent d'une pierre leurs flèches et leurs massues, pour les rendre plus meurtrières. Il en était de même à la bataille d'Hastings, et il y a un siècle à peine, les barbiers Egyptiens d'Abydos, préféraient le silex taillé au rasoir d'acier. Il est donc raisonnable de penser que l'homme de l'âge de *pierre* faisait parti de *tribus sauvages*, qui ont péri avec les animaux de leur *faune* à la période diluvienne de l'époque *quaternaire*.

A l'époque *Miocène* de l'âge tertiaire, un primate humain, nu, sans abri, sans défenses naturelles, doué d'une intelligence insuffisante pour fabriquer des armes, eût péri de faim et de froid, ou dévoré par les fauves gigantesques qui pullulaient partout. Mais, eût-il pu vivre, il n'eut pu se perpétuer ; en voici les raisons :

Les *Failles*, dit Félix Lefort, existent sur tous les points de la surface du globe. Elles sont l'écriture gigantesque des oscillations terrestres dont une main surnaturelle a tracé les lignes, Chaque système de *failles* correspond à un cataclysme universel. Entre chacun des âges géologiques, le cataclysme a anéanti tous les êtres vivants, de sorte que la création d'une faune nouvelle a été chaque fois nécessaire pour repeupler l'univers.

Dans le but de concilier les enseignements de la religion et les principes évolutionnistes, le père Leroy a émis l'ingénieuse théorie suivante : « Dieu, pour créer l'homme le *sixième* jour, a choisi un *limon animalisé* par son passage dans le corps du singe. Ce limon était d'autant plus raffiné, que le singe avait été créé le *cinquième* jour, c'est-à-dire dans l'âge tertiaire et que par conséquent l'*évolution* avait pu se perfectionner pendant quelques millions d'années. De cette façon l'*incarnation* a divinisé non seulement le *limon minéral* mais aussi le *limon animal;* il en résulte que le singe est notre ancêtre, et que *le corps de l'homme est la synthèse de toutes les existences inférieures* » : d'où procède cette opinion que les *monstruosités* humaines, reproduisent toutes un animal; or j'ai observé un grand nombre de fœtus tératologiques, et en les présentant aux sociétés savantes, j'ai toujours eu soin de démontrer la futilité de cette idée théorique.

L'existence de la *voûte plantaire* est, à mon avis, un des caractères anatomiques les plus importants de l'être humain. Aucun animal ne la possède, car aucun n'est destiné à l'attitude *orthostatique*. La plupart sont *digitigrades*, et il est curieux de voir l'éléphant, le plus volumineux et le plus lourd de tous, marcher à l'instar de nos danseuses les plus légères. Malgré qu'il soit *plantigrade*, l'ours a un *tarse* peu développé et dépourvu de voûte. Accidentellement, il se tient debout, mais jamais chasseur dans la montagne, ne l'a surpris se promenant sur les deux pieds de derrière.

Le *Singe* diffère de l'homme par des caractères anatomiques de première importance.

L'espèce *Gorille* est celle qui se rapproche le plus de notre conformation. Voici les traits saillants qu'il présente :

Son *crâne* est peu développé, une crête saillante en occupe le sommet d'avant en arrière, pour l'insertion du muscle temporal destiné à la mâchoire ; l'importance de celle-ci est tellement prédominante, qu'elle usurpe sur l'emplacement du cerveau et envahit toute la surface de la boîte osseuse. Sa *face* offre l'aspect d'un véritable museau et la saillie énorme des canines donne à la physionomie un caractère féroce.

Sa *colonne vertébrale* est rectiligne, (1) il n'a pas d'angle sacrovertébral ; l'ovale du détroit supérieur est dirigé d'avant en arrière.

Les *bras* sont d'une longueur démesurée ; les membres postérieurs se terminent par une véritable main ; les métatarsiens sont très longs ; le premier est *prenant ;* le calcanéum fait une forte saillie en arrière ; les autres os du tarse sont rudimentaires.

Le *Gorille* peut se tenir *debout*, mais rien de lamentable comme de le voir dans cette attitude. Ses pieds, dont les orteils sont repliés, ne touchent le sol que par leur bord externe, ses genoux sont fléchis à angle droit ; ses bras prennent un point d'appui par terre avec le dos des mains. Le Gorille ne possède pas la *marche orthostatique* et quand il *fuit* c'est à quatre pattes, en ayant bien soin d'inutiliser la plante de ses pieds et la paume de ses mains.

Le Gorille est un grimpeur de premier ordre et est magnifiquement organisé pour vivre sur les arbres. Je ne vois guère que certains naturels de Paris qui ont une tendance instinctive à se percher dans les bois de Romainville ou de Fontenay-aux-Roses. J'ignore s'ils se réclament d'une coutume simienne héréditaire.

Je ferai en outre remarquer que le singe est au-dessous du chien, comme intelligence perfectible, que la *voûte* plantaire n'existe pas chez lui et qu'il n'est nullement organisé pour la station verticale.

(1) La colonne lombaire de l'homme est concave en arrière dans la station *verticale;* elle devient convexe dans la situation *assise.* Celle du singe est bien disposée pour cette seconde attitude, aussi la met-il en usage fréquemment.

En contemplant un animal aussi laid, Haeckel a renoncé à nous le donner comme prédécesseur direct, et se rendant compte qu'il figurerait mal dans une galerie d'ancêtres il n'a pas hésité à inventer de toutes pièces un ascendant *paléontologique*, c'est le singe Lémurien, dont il garantit la ressemblance :

« Il y avait autrefois, dit-il, c'est-à-dire, il y a quelques millions de siècles, une contrée immense, la Lémurie, située dans la mer des Indes, se reliant à l'Afrique et à l'Australie. Elle était habitée par les singes qui sont nos prédécesseurs généalogiques immédiats, et dont le type anatomique était semblable au nôtre ; seulement la Lémurie s'est effondrée dans les flots de la mer et les singes aussi ; on ne peut même les retrouver à l'état fossile, n'importe, Haeckel nous donne l'assurance qu'on les retrouvera un jour ; ce qui le prouve c'est que les habitants des contrées les plus proches comme les Cafres, les Australiens, les Papous, ont gardé l'empreinte Simienne au plus haut degré. Le voisinage de la terre natale a favorisé le type originel. »

Je viens d'exposer longuement les raisons scientifiques qui militent contre le dogme de la *descendance pithécoïde* pron ulgué par Haeckel. Etait-il donc nécessaire de discuter aussi gravement et n'eût-il pas suffi d'arguments d'un autre ordre !

Dans un de mes cours d'obstétrique ayant à comparer le bassin humain et le bassin animal, je fis apporter un superbe squelette de gorille anthropomorphe et le montrant aux élèves de la Faculté, je leur dis : *voici, messieurs, les restes de celui qui fut notre ancêtre !* Un immense éclat de rire accueillit ces paroles.

L'autre jour, j'étais dans le vestibule de notre muséum, contemplant silencieusement une belle collection de singes, artistement disposés par nos habiles conservateurs. Une foule d'honnêtes visiteurs se succédait devant les vitrines. A l'arrivée de chaque nouveau groupe, j'entendais des exclamations qui exprimaient des sentiments unanimes et spontanés *d'horreur* et de *dégoût :* de la sympathie familiale pour l'ancêtre *non arrivé*, nul n'y songeait ! et je me disais : le rire de la jeunesse instruite, le dégoût de la foule naïve, n'est-ce pas la réponse vengeresse du *bon sens* public au *savant dévoyé ?*

Les savants, messieurs, sont avides d'avoir la clef des mystères qui nous enveloppent de toutes parts. C'est leur droit. Par leur manière de procéder, ils se divisent en trois groupes bien distincts en face des grands problèmes de la vie qui intéressent à un si haut point l'humanité pensante. Les uns se nomment *positivistes* chez nous, avec Comte, Littré, Robin, Broca, etc. Ils se désignent sous le nom *d'agnostiques* en Angleterre, avec Tyndall, Huxley, et en Allemagne avec Dubois-Reymond et Helmholtz. Orgueilleux de la toute puissance de la raison, ils dédaignent l'étude des causes finales et de tout phénomène qui ne relève pas directement de l'observation et de l'expérimentation. Pour eux la vie et la pensée sont l'expression de la matière organisée. Tout le reste ils l'englobent dans un scepticisme hautain. *Ignoramus, igno-*

rabimus, tel est le cri qui retentit dans leur camp sur les bords de la Sprée, comme sur les bords de la Seine et de la Tamise. C'est la théorie de la désespérance.

Hæckel est incontestablement le chef d'une autre école ; il veut entrer plus avant dans les secrets de la nature et tout expliquer par les vibrations de l'*éther* qui pénètre tous les corps et produit tous les phénomènes organiques.

Chaque animal débute par une cellule dont les atomes possèdent un mouvement vibratoire spécial à chaque espèce ; car il n'y a qu'une force dans l'univers, qui donne le mouvement à tous les êtres, c'est-à-dire la vie. Cette doctrine a pour base le *transformisme* et l'inventeur, grisé par son imagination, aboutit à la fondation d'une religion nouvelle, le *monisme*.

Voilà où mène l'audace de ceux qui ne veulent pas s'arrêter prudemment aux limites de l'inconnu, que l'homme sensé ne saurait franchir.

Combien est plus sage la conduite de ceux qui s'inclinent modestement et qui par une envolée supérieure de leur intelligence remontent à Dieu, créateur des merveilles qui font l'objet de leurs études. C'est le bel exemple que nous a donné Pasteur dont toutes les puissantes facultés d'investigation se sont exercées dans la limite étroite, qui sépare la matière inerte, des êtres organisés, et dont l'œuvre a été prodigieusement féconde !

Si maintenant nous envisageons le règne animal dans son ensemble, nous y constatons des espèces conçues d'après un plan uniforme et grandiose, mais constituant par leurs différences des classes irréductibles. Ni le raisonnement, ni la paléontologie ne nous autorisent à admettre l'idée *monistique*.

Au sommet et à une grande distance des animaux, avec lesquels ils renient tout degré de parenté, se placent les membres de la famille humaine.

Cette famille, comme celles des pigeons de Darwin, présente de nombreuses variétés. Il y en a de toutes les couleurs : des blancs, des jaunes, des rouges, des marrons et des noirs ; les uns sont grands, comme les anglo-saxons ou les patagons ; les autres petits, comme les nains de l'Equateur ou les lapons du Nord ; certains sont brachycéphales, c'est-à-dire ont le crâne au sommet de la tête ; d'autres sont dolicocéphales, c'est-à-dire ont le crâne derrière la face, à des degrés divers ; mais dans ces deux variétés, la capacité cérébrale est sensiblement la même, de sorte que le fameux Néanderthal, pouvait être un homme de génie ! L'Européen croit posséder la supériorité de la forme ; je ne serais pas étonné cependant qu'un juge impartial préférât le type arabe ; d'autre part, si on s'en rapporte au grand voyageur anglais Taylor, c'est dans la race mulâtre de Tristan d'Acunha, près du Cap, qu'on trouve la beauté humaine dans sa perfection idéale. Tous les hommes ne sont pas robustes et forts ; il y en a qui sont naturellement débiles et qui portent des tares se transmettant par voie héréditaire à de multiples générations en s'aggravant par l'influence néfaste de la consanguinité ; chez le nègre, je citerai notamment l'effroyable prognathisme et souvent le pied plat. Certains individus sont aptes à la civilisation et à la culture intellectuelle ; d'autres au contraire ont des facultés restreintes et se rapprochent des idiots ; ils revêtent même quelquefois une allure bestiale, car plus ils sont dégénérés et s'éloignent de la splendeur du type humain, plus ils deviennent semblables à la brute.

Comment se sont établies ces différences étranges ? Incontestablement, de nombreuses influences provenant des milieux divers ont imprimé des modifications profondes, qu'il est possible de concevoir, et c'est le véritable mérite de Darwin d'en avoir mis en lumière un grand nombre, mais il y en a certainement qui échappent encore à notre investigation.

Pour préciser ma pensée sur ce grave sujet, permettez-moi de vous citer un fait ancien déjà et que j'utiliserai comme canevas de mon argumentation : « Un enfant naquit dans une grande famille ; c'était un monstre ; son visage rappelait, en les exagérant sous forme de caricature affreusement ressemblante, les traits bien connus d'un illustre aïeul. Il vint au monde plein de vie ; son caractère était aussi pénible à supporter, que sa physionomie repoussante à voir. A sa deuxième année, il succomba à une affection vulgaire. » S'il eût vécu, aurait-il fait comme les fils de Jacob, qui promènent par le monde le beau type ancestral ? N'eût-il pas préféré soustraire aux regards ses difformités physiques et morales, au milieu des Peaux-Rouges ou des Pampas de l'Amérique ; parmi les Cafres ou les Hottentots, qui lui auraient donné asile dans les déserts dénudés de l'Afrique méridionale ou dans les forêts de l'Equateur ; aurait-il demandé l'hospitalité aux Lapons dans les régions glacées du pôle nord ; aurait-il abordé les grandes solitudes de l'Australie ; ou bien encore se fût-il réfugié dans la Polynésie, près des Papous, où il aurait rencontré la sympathie qui s'établit vite entre gens que la nature a défavorisés ?...

Supposons encore qu'en s'exilant, dans une contrée sauvage, il eût emporté des lambeaux de notre civilisation française, comme des armes et des chefs-d'œuvre littéraires et qu'il eût fait souche dans sa patrie adoptive ; ses enfants marqués à la face d'un type bestial par vice héréditaire, dépourvus de capacité intellectuelle par manque d'éducation et en vertu de l'*évolution descendante*, qui fait les races dégénérées, eussent été incapables, dès la seconde génération, et de réparer les armes et de parler notre belle langue, et peut-être même de la comprendre.

A ce moment, si le voyageur d'Haeckel eût visité la peuplade issue de ce rejeton tératologique, il eût été pénétré de joie, car il eût trouvé, en grand nombre, des échantillons *pithécoïdes* fort réussis et bien supérieurs à ceux que l'on possède de l'homme tertiaire et il eût annoncé triomphalement la découverte d'une lignée venant directement des ancêtres Lémuriens !

Le tableau schématique que je viens de tracer représente exactement les réflexions inspirées par l'étude des peuples, qui sont frappés de dégénérescence. J'ai tenu surtout à mettre en lumière l'influence de la *tératologie* dans les races sauvages et sa permanence grâce à l'hérédité et à la consanguinité. Partout l'idiot a une tendance à l'isolement de telle sorte que l'être *arriéré* dès le début de sa vie, peut engendrer, quand il devient adulte, une race de *dégénérés.*

A quelque variété qu'il appartienne, quelles que soient ses tares physiques ou morales, le membre de notre famille est un *homme !* C'est un homme parce qu'il a une capacité cérébrale supérieure, parce qu'il se tient debout, et qu'il marche, et qu'on peut toujours lui appliquer ces paroles du poète :

> *Os sublime dedit,*
> *Cœlumque tueri jussit.*

C'est un homme surtout, parce que le créateur lui a donné une âme raisonnable, consciente et perfectible, de sorte que malgré leurs infirmités les hommes sont tous du même sang et peuvent tous ambitionner le même avenir.

L'homme *dégénéré* par suite de conditions multiples et surtout de *l'atavisme,* occupe encore une grande surface sur la terre, nous lui devons assistance. Il faut lui porter le flambeau du progrès dont nous sommes dépositaires ; nous ne pouvons nous soustraire à cette obligation de confraternité. Nous avons le devoir impérieux de le placer dans des conditions plus favorables pour son évolution vers le mieux, et pour le progrès de son transformisme physique et moral. Notre ancêtre *Celtique* de l'âge de *pierre* les a bien trouvées ces conditions régénératrices. Pourquoi n'en serait-il pas de même des nègres de l'Afrique centrale, de l'Australie ou de la Mélanésie qui sont l'opprobre de l'humanité?

Le remède par excellence c'est la fusion des races (1); l'histoire anthropologique nous apprend que c'est la grande loi du progrès. C'est pour y obéir sans doute que nos navires et nos chemins de fer sillonnent le monde emportant nos missionnaires admirables de dévouement et nous pouvons espérer que le torrent des émigrations, endigué et dirigé par eux, atténuera les inégalités si choquantes des races humaines, qui ont donné un semblant de raison à l'étrange théorie de la *descendance pithécoïde* de l homme.

---

(1) En parlant de fusion, je n'entends pas seulement exprimer le mélange du sang qui donne des races métisses dont la vigueur n'est pas douteuse, je veux aussi parler de l'éducation qui comporte un progrès de premier ordre. Du reste en plaçant à la tête de ces invasions pacifiques le missionnaire chrétien, c'est pour bien indiquer qu'elles n'auront un succès complet, au point de vue humanitaire, qu'en s'accomplissant suivant les règles de la morale et de la religion.

Lyon. — Imprimerie Emmanuel Vitte, rue de la Quarantaine, 18.

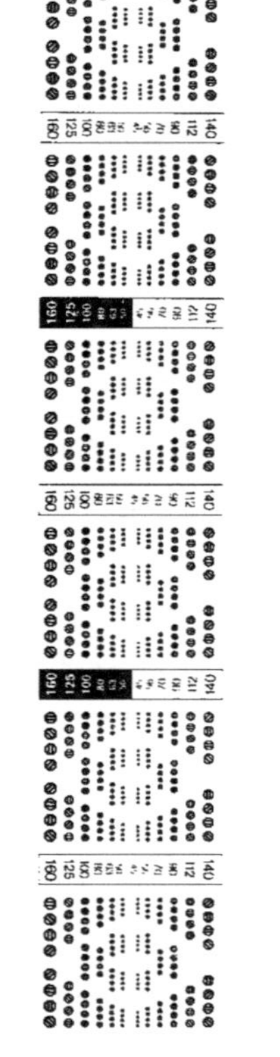

MIRE ISO N° 1
NF Z 43-007
AFNOR
Cedex 7 - 92080 PARIS-LA-DÉFENSE
graphicom

BIBLIOTHEQUE

NATIONALE

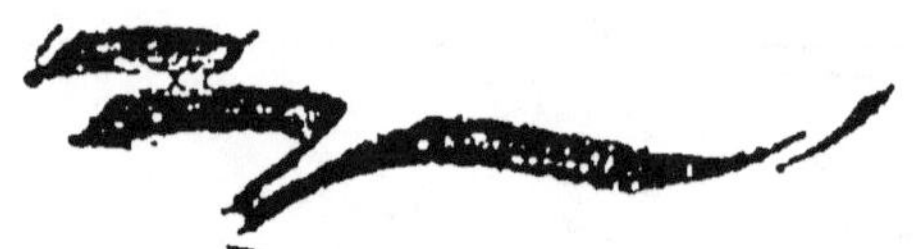

CHATEAU

de

SABLE

1994